IHRE KÖRPERLICHE UND EMOTIONALE GESUNDHEIT MIT DER AROMATHERAPIE VERBESSERN

LERNEN SIE DIE FUNKTION DER ÄTHERISCHEN ÖLE FÜR ZU HAUSE, ENTDECKEN SIE DIE GROSSEN ANTI-STRESS-VORTEILE DER AROMATHERAPIE

Jorge O. Chiesa

Inhaltsverzeichnis

Einführung: Aromatherapie

Du hast wahrscheinlich den Begriff Aromatherapie gehört und dich gefragt, was genau das lustige Wort "Aromatherapie" bedeutet. Es ist die Verwendung von Pflanzenölen in ihrer wichtigsten Form, um das geistige und körperliche Wohlbefinden zu fördern. Die Verwendung des Wortes Aroma beinhaltet den Prozess der Inhalation der Gerüche dieser Öle in die Lunge für therapeutische Zwecke.

Wenn Sie schon einmal eine Dampfmassage gegen Husten angewendet haben, dann haben Sie die Aromatherapie ausprobiert, wenn auch nicht in ihrer reinsten Form. In der Tat, Sie haben wahrscheinlich mit Aromatherapie auf sich selbst und Ihre Familie für viele Jahre, ohne es zu realisieren durch Dampf-Rubbeln oder elektrische Verdampfer.

Wick oder andere Dampfabrieb-Marken verwenden Eukalyptus oder Menthol, um Brüste und gefüllte Nasen zu reinigen. Stellen Sie sich vor, Sie verwenden unverdünntes ätherisches Eukalyptusöl, wie klar sich Ihre Lunge fühlen würde.

Der Begriff Aromatherapie ist im Allgemeinen neu und beginnt im 20. Jahrhundert zu verwendet, aber die Praxis existiert schon seit Jahrtausenden. Es wird angenommen, dass die Chinesen eine der ersten Kulturen waren, die Pflanzengerüche zur Gesundheitsförderung durch die Verbrennung von Weihrauch verwendeten. Die alten Ägypter verwendeten destilliertes Zedern-Öl gemischt mit Nelken, Zimt, Muskatnuss und Myrrhe, um den Verstorbenen einzubalsamieren. Die Ägypter verwendeten auch Öle, um sowohl Männer als auch Frauen zu parfümieren.

Im 14. Jahrhundert, als die Beulenpest Tausende von Menschen traf, wurden

Aromen zum Schutz vor dieser tödlichen Krankheit eingesetzt. Es wird sogar argumentiert, dass sich das beliebte Kinderlied "Ring Around the Roses" auf die Aromatherapie bezieht. Die Linien, "eine Tasche voller Blumensträuße", beziehen sich angeblich auf das Halten der Blume in der Tasche der Person, um die Krankheit fernzuhalten.

Im Laufe der folgenden Jahrhunderte wuchs ein Wachstum in Büchern über die Verwendung von Ölen zur Heilung.

Der griechische Alchemist Paracelsus verwendete den Begriff "Essenz" und konzentrierte sich in seiner Studie auf die Verwendung von Pflanzen zu Heilzwecken.

Während die Verwendung ätherischer Öle für die Parfümerie im Laufe der Jahrhunderte weiter zunahm, ging ihre Verwendung für medizinische Zwecke bis etwa 1928 leicht zurück.

Damals entdeckte ein französischer Chemiker namens Rene-Maurice

Gattefosse zufällig die Verwendung von ätherischem Lavendelöl zur Wundheilung.

Es wird gesagt, dass er seinen Unterarm verbrannt und ihn reflexartig in die nächste Flüssigkeit gelegt hat, die er gesehen hat, nämlich das ätherische Lavendelöl. Er war überrascht, als er feststellte, dass die Verbrennung schnell verheilt war und keine Narben hinterließ. Damals begann er, den Begriff Aromatherapie zu verwenden und schrieb über die Kräfte der ätherischen Öle.

Heute versuchen viele Menschen, wieder in die Natur zurückzukehren. Die Menschen haben die gefährlichen Auswirkungen von synthetischen Chemikalien und verarbeiteten Drogen aus erster Hand gesehen.

Die Verwendung aller natürlichen ätherischen Öle für medizinische, kosmetische und therapeutische Zwecke nimmt stetig zu. Viele Menschen haben festgestellt, dass die Ergebnisse der

Aromatherapie viel größer sind als die von künstlichen Medikamenten und mit weitaus weniger negativen Nebenwirkungen.

Die Aromatherapie kann allein oder in Kombination mit typischen medizinischen Behandlungen angewendet werden. Zum Beispiel können Sie die Aromatherapie zur Schmerzlinderung nach einem chirurgischen Eingriff einsetzen. Sie erhalten immer noch den Vorteil der Operation, aber Sie müssen nicht die starken und oft gefährlichen Schmerzmittel einnehmen, die ein Arzt verschreibt.

Die Sicherheit von ätherischen Ölen

Die in der Aromatherapie verwendeten ätherischen Öle sind nicht immer leicht zu finden. Die Food and Drug Administration reguliert keine ätherischen Öle, so dass Sie, der Verbraucher, die Zutaten eines jeden Öls, das Sie kaufen, sorgfältig lesen müssen, um sicherzustellen, dass es in seiner reinsten Form vorliegt.

Um den größtmöglichen Nutzen aus der Aromatherapie zu ziehen, sollten Öle in ihrer reinsten Form verwendet werden.

> ## Die besten ätherischen Öle finden

Versuchen Sie, synthetische Öle zu vermeiden. Ätherische Öle sind die einzige Möglichkeit, einen therapeutischen Nutzen aus der Aromatherapie zu ziehen. Viele verschiedene Ölsorten werden nicht billig sein und können nicht so bewertet werden, wie der Destillationsprozess variiert wird.

Die Einwirkung von Licht verringert die Funktionsfähigkeit eines ätherischen Öls, daher sollten Sie nur Öle kaufen, die in dunklen Flaschen verkauft werden.

Der Begriff "Öl" ist oft ein Irrtum, da viele von ihnen überhaupt nicht ölig sind. Um zu testen, wie ein Öl destilliert wird, versuchen Sie, es auf ein Blatt Papier zu werfen, um zu sehen, ob es sich schnell löst und keinen Ölfleck hinterlässt.

Wenn Sie ein Gesundheitsgeschäft in Ihrer Nähe haben, kaufen Sie dort statt in einer Parfümerie. Sie haben eher echte ätherische Öle zum Verkauf.

> ### *Verwendung von ätherischen Ölen*

Ätherische Öle sind sehr wirksam, wenn sie nicht verdünnt werden. Um sie sicher zu machen, müssen Sie sie mit einem Grundöl verdünnen. Fragen Sie Ihren örtlichen Gesundheitssalon, welche Trägeröle erhältlich sind, da es viele gibt, aus denen Sie wählen können.

Befolgen Sie bei der Herstellung von ätherischen Ölen die Anweisungen sorgfältig. Wenn auf einem Rezept ein Tropfen steht, verwenden Sie nur einen Tropfen. Wer eine Nussallergie hat, sollte auch auf walnussbasierte Trägeröle verzichten.

Öle sollten außerhalb der Reichweite von Kindern gelagert werden. Wenn es zu einer versehentlichen Einnahme kommt, wenden Sie sich sofort an die Giftkontrolle. Schwangere Frauen sollten ihren Arzt konsultieren, bevor sie an einer Aromatherapie teilnehmen.

Wenn Sie planen, die Aromatherapie bei Säuglingen oder älteren Menschen anzuwenden, wird empfohlen, dass Sie kleinere Mengen Öl auf Ihrem Rezept verwenden. Wenden Sie sich an Ihren Arzt, um sicherzustellen, dass es für eine bestimmte Altersgruppe sicher ist.

Einige Öle können schon bei Verschlucken in kleinen Mengen giftig sein. Im Allgemeinen sollten ätherische Öle, sofern sie nicht für die orale Anwendung bestimmt sind, nicht eingenommen werden.

Ätherische Öle, die an einem kühlen, trockenen und gut bedeckten Ort gelagert werden, halten sechs bis zwölf Monate. Es ist wichtig, so wenig Sauerstoff wie möglich in Kontakt mit den Ölen zu halten, daher ist es wichtig, sie in vollen Flaschen zu lagern und die Größe der Flasche bei Bedarf zu reduzieren.

Ätherische Öle sollten niemals in ihrer reinen Form auf die Haut aufgetragen werden. Sie können Ihre Haut schnell reizen und eine Kettenreaktion verursachen, die Sie lebenslang empfindlich auf dieses Öl reagiert.

Menschen mit Asthma, Epilepsie oder anderen schweren Krankheiten sollten vor der Anwendung der Aromatherapie ihren Arzt konsultieren.

Um eine allergische Reaktion zu vermeiden, geben Sie eine kleine Menge verdünntes Öl auf einen Fleck Ihrer Haut. Decken Sie den Fleck mit einem Verband ab und warten Sie einen ganzen Tag, um zu sehen, ob eine Reizung auftritt. Dies kann eine potenziell große allergische Reaktion auf ätherische Öle verhindern. Ätherische Öle sollten von offenen Flammen oder Brandgefahren ferngehalten werden, da sie alle brennbar sind. Verwenden Sie niemals irgendeine Art von Öl in der Nähe der Augen. Waschen Sie sich nach dem Umgang mit ätherischen Ölen die Hände gründlich, um den Kontakt mit den Augen oder dem Mund zu vermeiden.

Gefährliche ätherische Öle

Einige ätherische Öle sind sehr gefährlich. Diese Öle sollten überhaupt nicht verkauft werden, aber sie können über das Internet oder in Geschäften mit geringerem Ruf gekauft werden.

Andere können in einigen Fällen sicher sein, können aber unter bestimmten Umständen sehr gefährlich sein. Bevor Sie einen Aromatherapieplan einnehmen, nehmen Sie sich Zeit, um zu verstehen, welche Öle sicher sind. Denke daran, dass die Tatsache, dass etwas völlig natürlich ist, nicht unbedingt bedeutet, dass es nicht gefährlich für deine Gesundheit ist.

❖ Rosmarin, Salbei, Ysop und Thymian sollten niemals verwendet werden, wenn Sie an Bluthochdruck leiden.

❖ Süßer Fenchel, Ysop, Salbei und Rosmarin sollten bei Epilepsie vermieden werden.

❖ Diabetiker sollten keine Angelika verwenden.

❖ Wer an Hypoglykämie leidet, sollte sich von der Geranie fernhalten.

❖ Menschen mit Nierenproblemen sollten vorsichtig sein, wenn sie Wacholder, Sandelholz oder Koriander verwenden.

❖ Vor allem Wacholder, Ysop, Salbei, Minze, Zitrone, Fenchel, Zitronenverbene, Rosmarin und Gaulteria sollten angehende Mütter meiden.

❖ Chlorierter Salbei sollte nicht zum Trinken verwendet werden, da er die Wirkung von Alkohol verstärkt und ihn wie ein Betäubungsmittel wirken lässt.

❖ Kamille und Majoran sollten während der Fahrt nicht verwendet werden, da sie Schläfrigkeit verursachen.

❖ Einige Öle können Allergien auslösen, wie z.B. Zitronengras, Salbei, Ylang-Ylang und Verbana-Öle.

❖ Öle, von denen angenommen wird, dass sie krebserregend sind, sind Tintenfische und Sassafras, sollten von allen vermieden werden.

❖ Methylsalicylat ist der Wirkstoff von Aspirin und ätherischem Birkenöl. Wenn Sie Aspirin für medizinische Zwecke verwenden, sollten Sie es wegen des Risikos einer Überdosierung vermeiden. Es sollte auch von Kindern ferngehalten werden, da es süß riecht und für sie gleichermaßen gefährlich ist.

Während die obige Liste Öle sind, die in bestimmten Situationen gefährlich sein können, gibt es andere Öle, die in der

Aromatherapie überhaupt nicht verwendet werden sollten. Diese Öle können beim Einatmen ätzend sein und sollten unbedingt vermieden werden. Dies ist keine vollständige Liste, Sie sollten jedes Öl, das Sie verwenden möchten, untersuchen, bevor Sie es kaufen.

Öle, die nicht in der Aromatherapie verwendet werden dürfen

- *Mandel -* Enthält Zyanid, das schon in kleinen Mengen tödlich sein kann.
- *Anis -* Hautreizend.
- *Arnika -* Kann Schwindel und Herzinsuffizienz verursachen.
- *Bergamotte -* Starker phototoxischer Sonnenbrand kann auftreten, wenn er dem Sonnenlicht ausgesetzt ist.
- *Boldo Leaf -* Erzeugt Krämpfe schon in kleinen Mengen.
- *Kalmus -* Hat krebserregende (krebserregende) Eigenschaften

und kann Nieren- und Leberschäden verursachen.

- **Kampfer** - Die orale Einnahme kann giftig sein.
- **Kassia** - Reizt die Haut und die Schleimhäute.
- **Zimtrinde** - Reizt die Haut.
- **Costus** - Hautreizend.
- **Alant** - Klassifiziert als schwerwiegender Hautreizstoff.
- **Fenchel** - Kann epileptische Anfälle verursachen.
- **Meerrettich** - Reizt die Augen, die Haut, die Nase und die Schleimhäute.
- **Jaborandi Blatt** - Oraltoxin, hautreizend.
- **Senf** - Reizt die Haut und die Schleimhäute.
- **Origanum** - Reizt Haut und Schleimhäute
- **Zwergkiefer** - Hautreizend.
- **Brasilianische Sassafras** - Von der FDA als krebserregend

verboten und kann schon in kleinen Mengen toxisch sein.

- **Savin** - Hautreizend.
- **Südholz** - Giftig für die Haut und bei oraler Einnahme.
- **Tansy** - Kann Anfälle, Erbrechen, Gebärmutterblutungen und Tod als Folge von Organ- oder Atemversagen verursachen.
- **Cedarea de Cedro Thuja Cedarea de Cedro Thuja**
- **Thuja Plicata** - Könnte ein Neurotoxin sein.
- **Wintergrün** - Kann eine Hautreizung sein, besonders für Menschen mit einer Aspirinempfindlichkeit. Das Öl selbst ist giftig.
- **Wurmsamen** - Giftig für Leber und Nieren, unterdrückt die Herzfunktion.
- **Wermut** - Der Konsum kann visuelle und akustische Halluzinationen und Sucht verursachen. Es kann auch Anfälle

verursachen und ein Neurotoxin sein.

Es gibt einige ätherische Öle, die sehr giftig sind und unter keinen Umständen verwendet werden sollten.

Ätherische Öle, die vollständig zu vermeiden sind.

- Mugwart
- Pennyroyal
- Straße
- Weiser

Wie beginnt man mit der Aromatherapie?

Wenn Sie Ihre Reise mit ätherischen Ölen und Aromatherapie beginnen, gibt es einige Öle, die Ihnen helfen werden, den Anfang zu machen. Dies sind einige der am einfachsten zu findenden und vielseitigen ätherischen Öle. Sie werden nicht nur zu therapeutischen Zwecken eingesetzt, sondern können auch in vielen anderen Anwendungen eingesetzt werden.

Einige davon sind die Herstellung von natürlichen Reinigungsmitteln und Gartenarbeit. Zusätzlich zu den Ölen brauchen Sie einen Weg, um sie in Ihre Lungen zu bekommen. Ein Aromadiffusor ist eine gute Möglichkeit, dies zu tun.

Ein Duftdiffusor bringt schnell ätherische Öle in die Luft und verteilt sie im ganzen Raum, so dass Sie Ihre Therapie ganz einfach durch Entspannung und tiefes Atmen erhalten. Sie kommen in allen möglichen Formen und Stilen, so dass Sie eine kaufen können, die zur Einrichtung jedes Raumes in Ihrem Zuhause passt.

Einige arbeiten mit einer offenen Flamme, während andere mit Strom arbeiten. Sie können sogar die Aromatherapie-Diffusoren erhalten, die in Ihrem Auto funktionieren.

➢ *Lavendel*

Lavendel ist ein ungiftiges und nicht reizendes ätherisches Öl. Es wird durch Wasserdampfdestillation aus den Blütenspitzen der Lavendelpflanze gewonnen. Lavendel ist seit langem ein beliebtes Mittel, um Magenverstimmungen zu lindern. Lavendel hat beruhigende und revitalisierende Eigenschaften.

Lavendelöl sollte hell- bis blassgelb sein und einen süßen Duft mit blumigen und holzigen Tönen haben. Passt gut zu anderen ätherischen Ölen aus Blumen und

Zitrusfrüchten.

Als Aromatherapie hat sie eine Vielzahl von gesundheitlichen Vorteilen. Sein angenehmes und beruhigendes Aroma macht es nützlich bei der Behandlung von Nerven und Kopfschmerzen, Angstzuständen, Depressionen und emotionalem Stress. Es erhöht auch die geistige Ausdauer und beruhigt die Erschöpfung.

Ätherisches Lavendelöl wird oft zur Behandlung von Schlaflosigkeit empfohlen, da sein Geruch den Schlaf anregen kann. Die Massage mit Lavendelöl kann alle Arten von Schmerzen und Beschwerden lindern, auch wenn sie tief in den Gelenken liegen.

Die Lavendelöl-Dampfform wird zur Behandlung aller Arten von Atemwegsproblemen verwendet, einschließlich Erkältungen, Grippe, Verstopfung der Brust, Keuchhusten, Sinusverstopfung und Asthma. Lavendel wurde verwendet, um eine gute Durchblutung zu fördern und die Produktion von Magenflüssigkeiten zur Behandlung von Magenerkrankungen zu stimulieren.

> ### *Teebaum*

Teebaum Ätherisches Öl ist auch ein ungiftiges und nicht reizendes Produkt, kann aber bei einigen Menschen zu Sensibilisierung führen. Dieses Öl wird durch Wasserdampfdestillation aus den Blättern und Zweigen des Teebaums gewonnen.

Der Teebaum wird seit langem von den Ureinwohnern Australiens verwendet und ist nach seiner Verwendung als Kräutertee benannt. Das Öl sollte hellgelbgrün oder wasserweiß sein. Teebaum vermischt sich gut mit Lavendel, Salbei, Rosmarin und vielen Gewürzölen.

Teebaumöl ist bekannt als antibakteriell, antimikrobiell, antiseptisch und antiviral. Kurz gesagt, es kann fast als Heilmittel für alles bezeichnet werden, denn es hat viele Eigenschaften zum Schutz vor Krankheiten und Keimen. In Australien ist es aufgrund dieser Eigenschaften in fast jedem Haus zu finden.

Teebaumöl kann als Antibiotikum zur Heilung aller Arten von bakteriellen Infektionen, einschließlich der Wundbehandlung, verwendet werden. Als Aromatherapie kann es bei Husten, Erkältungen, Stauungen und Bronchitis eingesetzt werden. Es kann auch Pilzinfektionen vorbeugen und sogar Dermatitis und Fußpilz heilen. Der Teebaum kann als Stimulans für Hormone und Durchblutung und zur Stimulierung des Immunsystems verwendet werden. Teebaumöl kann helfen, Giftstoffe zu beseitigen, indem es die Poren öffnet und das Schwitzen fördert, das Harnsäure und überschüssiges Salz und Wasser aus dem Körper entfernt.

Mehr ätherische Öle.....

➤ Minze

Das ätherische Pfefferminzöl ist ungiftig und in verdünnter Form nicht reizend. Kann aufgrund der enthaltenen Mentholeigenschaften zu Hautirritationen führen und sollte sparsam eingesetzt werden.

Die Verwendung von Pfefferminze ist seit 1000 v. Chr. in ägyptischen Gräbern zu finden. Sie hat auch eine lange Tradition in China und Japan, wo sie seit frühester Zeit zur Behandlung aller Arten von Gesundheitsanomalien eingesetzt wird.

Ätherisches Pfefferminzöl sollte eine hellgelbe oder grünliche Farbe haben. Er hat ein starkes Minzaroma. Pfefferminze passt gut zu anderen Pfefferminzaromen wie Eukalyptus, Rosmarin und Lavendel.

Pfefferminze wurde in der wissenschaftlichen Gemeinschaft untersucht und ihre gesundheitlichen Vorteile wurden nachgewiesen. Aus diesem Grund ist Pfefferminzöl in Tablettenform erhältlich. Es enthält viele Mineralien und Nährstoffe wie Eisen, Magnesium, Kalzium, Omega-3-Fettsäuren und die Vitamine A und C.

Pfefferminze ist ein hervorragendes Mittel gegen Atembeschwerden und wird häufig als Schleimlöser zur Beseitigung von nasalen und respiratorischen Verstopfungen eingesetzt. Als Aromatherapie kann es bei Übelkeit, Kopfschmerzen, Depressionen und Stress eingesetzt werden. Es ist auch bekannt, dass es das Reizdarmsyndrom behandelt. Als Hautpflegemittel kann Pfefferminzöl fettige Haut verbessern und opake Haut wieder auffüllen.

> ### *Kamille*

Kamille ist ein ungiftiges und nicht

reizendes Produkt. Es wird durch Wasserdampfdestillation aus der blühenden Kamillenpflanze gewonnen. Die Kamille wird in Europa seit mehr als 2000 Jahren für medizinische Zwecke verwendet. Das Öl sollte ein helles Blau sein, das mit zunehmendem Alter gelb wird. Es wird einen warmen, fruchtigen und süßen Duft haben. Kamille passt gut zu Lavendel und Geranien sowie zu Salbei und Jasmin.

Die Kamille ist bekannt für ihre beruhigenden Eigenschaften. So sehr, dass es in der Aromatherapie zur Behandlung von Nervenstörungen, Kopfschmerzen und Migräne eingesetzt werden kann. Es wird auch zur Beruhigung von Allergien und Asthma eingesetzt. Viele Frauen verwenden es zur Behandlung des prämenstruellen Syndroms oder zur Linderung von Zahnung oder Kolik des Babys.

> ➢ *Eukalyptus*

Eukalyptus ist relativ neu in der Familie der Aromatherapie, da er nur seit Jahrhunderten verwendet wird. Es ist kein Reizmittel, kann aber beim Verschlucken extrem giftig sein.

Es ist farblos wie ein ätherisches Öl, hat aber einen ausgeprägten Kiefernduft. Das ätherische Öl stammt aus den Blättern des immergrünen Eukalyptusbaums, der in Australien heimisch ist.

Als Aromatherapie wird verwendet, um Atemwegsprobleme wie Sinusitis, Nasenverstopfung, Halsschmerzen, laufende Nase, Husten, Erkältungen und Bronchitis zu behandeln. Es ist in der Lage, all diese Beschwerden zu behandeln, da es antibakteriell, antimykotisch und natürlich abschwellend ist.

Eukalyptus hat auch ein frisches und erfrischendes Aroma, das ihn ideal zur Behandlung von Erschöpfung und psychischen Störungen macht.

Eukalyptus kann auch zu Hause als Lufterfrischer, bei der Herstellung von Naturseifen, in der Sauna wegen seiner antiseptischen Eigenschaften und sogar in Mundwasser oder Zahnpasta verwendet werden.

> ## *Geranie*

Geranien hat viele heilende Eigenschaften, kann aber eine gewisse Sensibilisierung hervorrufen und die Hormonausschüttung beeinflussen, weshalb es nicht von schwangeren Frauen verwendet werden sollte. Geranienöl mischt sich gut mit Zitronengras, Lavendel, Orange, Zitrone und Jasmin.

Bei Verwendung in der Aromatherapie ist Geranienöl ein großes adstringierendes Mittel. Fördert die Muskeldehnung, um zu verhindern, dass die Haut locker hängt.

Es hat antibakterielle und antimikrobielle Eigenschaften, um Infektionen vieler Art zu verhindern.

Ätherisches Öl ist auch als zytophilaktisch bekannt, was bedeutet, dass es das Zellwachstum stimuliert. Es kann auch zur Behandlung vieler psychischer Störungen wie Depressionen, Angstzustände, Wut und prämenstruelles Syndrom eingesetzt werden.

➤ *Rosmarin*

Obwohl Rosmarin in verdünnter Form als ungiftig und nicht reizend gilt, sollte er von Epileptikern, Schwangeren und Menschen mit Bluthochdruck vermieden werden.

Die Blütenspitzen der Rosmarinpflanze durchlaufen einen Dampfdestillationsprozess, um das ätherische Öl zu bilden. Es sollte eine klare Flüssigkeit oder ein helles Gelb mit einem starken Kräuterminzgeruch sein. Rosmarin ist eine der ersten Pflanzen, die sowohl für Lebensmittel als auch für Medikamente verwendet wird. Im Mittelalter wurde es zum Schutz vor der

Pest und zur Vertreibung böser Geister eingesetzt.

In der Aromatherapie kann Rosmarinöl helfen, die geistige Ausdauer zu erhöhen und die Hirnaktivität zu erhöhen. Es kann auch Depressionen, mentalen Stress und Vergesslichkeit behandeln. Wenn Sie Rosmarin einatmen, werden Sie sich sofort emporgehoben fühlen, was es hervorragend zur Linderung von Müdigkeit macht. Es kann auch die Atemwege reinigen und Halsschmerzen, Erkältungen und Husten lindern.

In der Umgebung Ihres Hauses kann Rosmarin als Lufterfrischer und Badeöl verwendet werden.

> ### *Thymian*

Das ätherische Thymianöl wird durch Wasserdampfdestillation aus frischen oder teilweise getrockneten Blättern und Blüten der Thymianpflanze gewonnen. Das Öl muss rot, braun oder orange sein. Es hat einen würzigen, würzigen Geruch.

Thymian war eine der ersten Pflanzen, die in der westlichen Kräuterbehandlung verwendet wurde, hauptsächlich bei Atem- und Verdauungsproblemen.

Thymian ist antibakteriell, in seiner aromatischen Form kann er das Wachstum von Bakterien innerhalb und außerhalb des Körpers verhindern. Es ist in der Lage, Lungen-, Kehlkopf- und Racheninfektionen zu heilen, ohne den Rest Ihrer Organe zu beeinträchtigen, wie z.B. verschreibungspflichtige Hustenmittel. Thymian ist auch dafür bekannt, das Gedächtnis zu stimulieren und Depressionen zu behandeln.

Das ätherische Thymianöl wird sowohl zu Hause als auch im Körper als Insektizid eingesetzt. Es kann auch helfen, schlechten Atem und Körpergeruch zu behandeln.

> ### *Zitrone*

Ätherisches Zitronenöl ist nicht giftig, kann aber Hautirritationen verursachen, weshalb es sparsam eingesetzt werden sollte. Zitronenöl ist phototoxisch, daher wird von der Einwirkung von Sonnenlicht abgeraten. In Spanien ist Zitrone als Heilmittel bekannt, das für alles von Fieber bis Arthritis verwendet wird.

Das Öl hat eine hellgrünlich-gelbe Farbe, die mit zunehmendem Alter braun wird. Er hat einen leichten Zitrusduft und vermischt sich gut mit Fenchel, Lavendel, Sandelholz und Kamille.

Zitrone ist sehr beliebt beim Kochen und wegen ihres frischen Aromas. Als Aromatherapie kann helfen, Stress, Angst und Müdigkeit abzubauen.

Der Duft von Zitrone hilft, die Konzentration und Wachsamkeit zu erhöhen und vermittelt denjenigen, die sie einatmen, ein allgemeines positives Gefühl. Zitrone wurde auch bei der Behandlung von Husten und Erkältungen und bei der Behandlung von Asthma eingesetzt.

Der hohe Gehalt an Vitaminen im Zitronenöl stärkt das Immunsystem. Es kann auch die Durchblutung verbessern und die weißen Blutkörperchen stimulieren, was die Fähigkeit zur Krankheitsbekämpfung weiter fördert. Zitrone wurde auch als Hilfsmittel bei der Gewichtsabnahme verwendet.

Als Haushaltsreiniger kann Zitrone auf Metalloberflächen wie Messern zur Desinfektion verwendet werden. Es kann auch in Seifen und Gesichtsreinigern verwendet werden, da es antiseptische Eigenschaften hat.

> ### *Nelke*

Nelkenöl sollte mit äußerster Sorgfalt verwendet werden. Kann Schleimhautreizungen und schwere Hautreizungen verursachen. Daher sollte es nur in Maßen und gut verdünnt verwendet werden.

Die Sprossen, Blätter, Stängel und Stängel der Nelkenpflanze werden mit

Wasser destilliert, um das ätherische Öl zu gewinnen. Es sollte eine hellgelbe Farbe mit einem würzigen Aroma haben.

Nelkenmischungen passen gut zu Salbei, jamaikanischem Pfeffer, Lavendel und Rose. Gewürznelken werden seit Jahrhunderten auf der ganzen Welt verwendet. Es kann sowohl zum Würzen von Lebensmitteln als auch für medizinische Zwecke verwendet werden. Nelken enthalten viele Mineralien wie Kalzium, Eisen, Kalium und die Vitamine A und C.

Nelken haben viele gesundheitliche Vorteile, insbesondere in Form von Zahnpflege. Es hat keimtötende Eigenschaften, die helfen, Zahnschmerzen, Zahnfleischwunden und Mundgeschwüre zu lindern. Es kann auch helfen, Halsschmerzen zu lindern.

Nagel ist ein Aphrodisiakum, das es zu einem großen Stresslöser macht, wenn es als Aromatherapie verwendet wird. Es kann auch eine stimulierende Wirkung haben und helfen, Müdigkeit zu lindern. Nelken können auch bei Kopfschmerzen, Bronchitis, Asthma, Husten und Erkältungen eingesetzt werden. Schwangere Mütter können Nelken verwenden, um die Übelkeit und das Erbrechen zu lindern, die häufig während der Schwangerschaft auftreten.

Gewürznelkenzigaretten sind seit langem eine beliebte Alternative zum traditionellen Tabak. Früher wurde angenommen, dass die Zugabe von Gewürznelken den negativen Auswirkungen des Rauchens entgegenwirken könnte, das sich inzwischen als falsch erwiesen hat. Die American Cancer Society weist darauf hin, dass es keine wissenschaftlichen Beweise dafür gibt, dass Nägel Krebs in irgendeiner Weise heilen.

Die Eigenschaften der ätherischen Öle

Die Eigenschaften der ätherischen Öle sind es, die sie so wertvoll machen. Während die meisten von ihnen gut riechen, ist das nur ein Nebenprodukt ihres eigentlichen Nutzens. Der Begriff ätherisches Öl mag einfach erscheinen, aber in Wirklichkeit sind es komplizierte chemische Verbindungen.

Die Inhaltsstoffe ätherischer Öle sind biologisch, da sie aus einer Struktur von Molekülen bestehen. Diese Struktur besteht aus Kohlenstoffatomen und ist durch Wasserstoffatome gebunden.

In einigen ätherischen Ölen können auch Sauerstoff-, Stickstoff- und Schwefelatome vorhanden sein. Wenn Sie sich mit der chemischen Zusammensetzung der ätherischen Öle vertraut machen, können Sie verstehen, wie sie Ihrer Gesundheit zugute kommen können. Im Gegenzug werden Sie auch verstehen können, warum einige Öle gefährlich sind.

Chemische Hauptprodukte in ätherischen Ölen

✓ Monoterpene mit antiseptischen und heilenden Eigenschaften.

✓ Sesquiterpene sind entzündungshemmend und antiinfektiv, sie haben auch beruhigende Eigenschaften.

✓ Phenole sind ein Stimulans und werden am besten in kleinen Mengen eingesetzt.

✓ Alkohole sind Antiseptika, Antibakterielle Mittel, Antibiotika und Antimykotika. Sie stimulieren auch das Immunsystem.

✓ Die Ether sind antibakteriell, krampflösend und entzündungshemmend.

✓ Ketone haben entspannende und beruhigende Eigenschaften. Sie sind auch ein Antikoagulans und können das Immunsystem stimulieren.

✓ Aldehyde können auch als Entzündungshemmer und zur Beruhigung der Nerven eingesetzt werden.

✓ Cumarine sind Antikoagulantien und Antikoagulantien. Sie können auch als Beruhigungsmittel verwendet werden.

Heimkombinationen

Denken Sie daran, dass ätherische Öle sehr stark sind, also folgen Sie jedem Rezept sehr sorgfältig. Weniger ist mehr bei der Behandlung mit ätherischen Ölen.

> ### Diffusormischungen

Zur Beachtung - 1 Tropfen Zypresse, 2 Tropfen Zedernholz, 2 Tropfen Zitrone, 1 Tropfen Kiefer.

Zum Nachfüllen - 2 Tropfen Fenchel, 3 Tropfen Wacholder, 3 Tropfen Zitronengras.

Für den Alarmstatus - 2 Tropfen Eukalyptus, 3 Tropfen Rosmarin, 3 Tropfen Mandarine.

Zur Motivation - 2 Tropfen Basilikum, 4 Tropfen Bergamotte, 1 Tropfen Nelke, 2 Tropfen Ingwer.

Für Klarheit - 2 Tropfen Bay, 3 Tropfen Ginger, 2 Tropfen Rosmarin.

Für die Ruhe - 2 Tropfen Kamille, 3 Tropfen Lavendel, 2 Tropfen Majoran.

Für Harmonie - 2 Tropfen Benjuí, 2 Tropfen Rosa, 3 Tropfen Eisenkraut.

Für die Ruhe - 4 Tropfen Bergamotte, 2 Tropfen Salvia Claria, 3 Tropfen Zypresse.

Zur Beruhigung - 2 Tropfen Weihrauch, 3 Tropfen Melisse, 2 Tropfen Patchouli.

Zur Steigerung der Sozialisation - 3 Tropfen Litsea Cubeba, 3 Tropfen Rosmarin.

Zum Entspannen - 3 Tropfen Lavendel, 1 Tropfen Sandelholz.

Für die Küche - 1 Tropfen Basilikum, 3 Tropfen Zitrone, 2 Tropfen Rosmarin.

Für das Bad - 1 Tropfen Basilikum, 3 Tropfen Zitrone, 2 Tropfen Rosmarin.

Für das Schlafzimmer - 2 Tropfen Bergamotte, 3 Tropfen Jasmin, 2 Tropfen Ylang Ylang.

Für das Büro - 2 Tropfen Kümmel, 3 Tropfen Weihrauch, 2 Tropfen Ingwer.

> ## ➢ Rezepte für Haushaltsreiniger

Aerosol Bad Lufterfrischer

Füllen Sie eine Flasche mit 500 ml destilliertem Wasser und fügen Sie die folgenden ätherischen Öle hinzu:

- ✓ 5 Tropfen ätherisches Zimtöl
- ✓ 5 Tropfen ätherisches Eukalyptusöl
- ✓ 5 Tropfen ätherisches Zitronenöl
- ✓ 5 Tropfen ätherisches Salbeiöl
- ✓ 5 Tropfen ätherisches Thymianöl
- ✓ 10 Tropfen ätherisches Bergamotteöl
- ✓ 10 Tropfen Citronella-Ätherisches Öl

✓ 10 Tropfen Ätherisches Lavendelöl

✓ 10 Tropfen Teebaum Ätherisches Öl

Schütteln Sie diese Mischung vor jedem Gebrauch gut. Sprühen Sie jeden Tag, damit Ihr Badezimmer frisch und sauber riecht.

Lavendel- und Teebaumreiniger

✓ 1 Esslöffel Borax
✓ 2 Esslöffel weißer Essig
✓ 2 c. Warmwasser
✓ 1/4 t. ätherisches Lavendelöl
✓ 3 Tropfen Teebaum Ätherisches Öl

Alle Zutaten mischen und umrühren, bis sich trockene Zutaten auflösen. Zur langfristigen Aufbewahrung und Verwendung in eine Sprühflasche füllen. Bei Bedarf auf jede Oberfläche außer Glas sprühen. Reiben und spülen Sie mit einem sauberen, feuchten Tuch.

Desinfektionsmittel Spray

- ✓ 3 Tropfen Zimtblatt
- ✓ 5 Tropfen Kiefernnadel
- ✓ 2 Tropfen Weihrauch
- ✓ 10 Tropfen Bergamotte
- ✓ 1/8 t. Solarkonzentrat
- ✓ 30 Unzen Wasser.

Kombinieren Sie ätherische Öle mit Sunshine Concentrate und Wasser in einer 32 Unzen Sprühflasche. Sprühen und trocknen Sie die Oberfläche. Desinfiziert Arbeitsplatten, Öfen und Kacheln.

Mikrowellenreiniger

- ✓ 1/4 Tasse Backpulver
- ✓ 1 Teelöffel Essig
- ✓ 6 Tropfen ätherisches Zitronenöl

Anwendung: Die Zutaten zu einer Paste verrühren. Mit einem Schwamm auf die Innenseite der Mikrowelle auftragen. Spülen und Tür 15 Minuten lang zum Trocknen offen lassen.

Waschen Sie die Glasplatte von Hand. Diese Rezeptur beseitigt Gerüche aus dem Essen.

Bodenreiniger

- ✓ 1/4 Tasse weißer Essig pro Eimer Wasser
- ✓ 10 Tropfen Zitronenöl
- ✓ 4 Tropfen Oregano-Öl

Grundlegende Formel für die Holzreinigung

- ✓ 1/4 Tasse destillierter weißer Essig
- ✓ 1/4 Tasse Wasser

- ✓ 1/2 Teelöffel Castilla Flüssigseife
- ✓ 5 Tropfen Jojoba oder Olivenöl

Die Zutaten in einer Schüssel mischen. Einen Schwamm sättigen und den Überschuss ausdrücken. Waschen Sie müde und verschmutzte Holzoberflächen. Der Geruch von Essig wird sich bald verflüchtigen. Mit einem weichen Tuch trocknen.

Cremiges, sanftes Peeling

- ✓ 2 Tassen Backpulver
- ✓ ½ Tasse Castilla Flüssigseife
- ✓ 4 Teelöffel pflanzliches Glycerin (wirkt als Konservierungsmittel)
- ✓ 5 Tropfen antibakterielles ätherisches Öl wie Lavendel, Teebaum oder Rosmarin.

Für besonders schwierige Arbeiten zuerst mit Essig bestreuen, dann hinsetzen und weiter schrubben.

Fazit

Die Verwendung von ätherischen Ölen
kann sich positiv auf Ihre Gesundheit
auswirken. Diese Produkte in ihrer
natürlichen Form fördern das allgemeine
Wohlbefinden derjenigen, die sie
verwenden. Anstatt komplizierte
künstliche Chemikalien zu verwenden,
verwenden Sie Produkte, die von der
Natur beabsichtigt sind.

Sie können nicht nur Ihre Gesundheit
erhalten, sondern sich auch vor
Krankheiten wie Erkältungen und Grippe
schützen, indem Sie einfach schöne Düfte
in Ihrem Zuhause, Auto oder Büro
einatmen. Die Verwendung ätherischer
Öle verbessert Ihre Gesundheit und
erhöht Ihr Energieniveau.

Die Aromatherapie kann sogar
Spannungen lösen und die Nerven

beruhigen. Durch die Verwendung dieser komplexen organischen Verbindungen können Sie sich besser fühlen und besser aussehen.

Zusätzlich zur Verbesserung der Gesundheit von Kopf und Füßen, ermöglicht Ihnen der Einsatz der Aromatherapie, die Verwendung anderer gefährlicher Produkte zu vermeiden. Wenn Sie die Rezepte der Natur zur Bekämpfung von Diabetes und Herzerkrankungen verwenden, sind Sie frei von den Nebenwirkungen synthetischer Drogen.

Wenn Sie noch eine verschreibungspflichtige Behandlung benötigen, können Sie die Aromatherapie in Verbindung mit dieser anwenden. Achten Sie darauf, Ihren Arzt zu konsultieren, bevor Sie Chemikalien mischen, wenn Sie schwanger sind oder einen anhaltenden Gesundheitszustand haben.

Wenn Sie Ihre Reise in die Welt der

Aromatherapie beginnen, ist das hier aufgeführte Kit eine gute Möglichkeit, um zu beginnen. Es bietet Ihnen gängige Öle, die in vielen Rezepten verwendet werden können.

Sie sollten sich die Zeit nehmen, sich mit Ölen vertraut zu machen, die gefährlich sein können, besonders wenn es um Ihre Gesundheitsprobleme oder Bedenken geht. Denke daran, dass keine zwei Menschen gleich sind, also kann das, was für eine andere Person nicht irritierend ist, für dich nicht irritierend sein. Einfache Tests können Ihnen helfen, festzustellen, ob Sie gegen ein Öl allergisch sind.

Als Anfänger im Bereich der Aromatherapie sollten Sie auch Sicherheitsvorkehrungen und gefährliche Öle beachten. Einige weniger gewissenhafte Verkäufer, besonders online, werden weiterhin Dinge verkaufen, die Sie nicht in der Aromatherapie verwenden sollten. Wenn du etwas siehst, das verdächtig aussieht, vertraue deiner Untersuchung und vermeide sie.

Sobald Sie die Vorteile der ätherischen Öle erfahren haben, werden Sie sich fragen, wie Sie ohne sie gelebt haben. Bald wird Ihr Zuhause frei von künstlichen Chemikalien sein, um Krankheiten zu reinigen und zu behandeln.

Unterschätzen Sie nicht die Kraft, Ihr Zuhause vom Geruch von Bleichmittel und starken Haushaltsreinigern zu befreien. Stellen Sie sich vor, was es mit Ihren Atemwegen macht, um diese Gerüche in Ihre Lungen zu transportieren. Denken Sie jetzt darüber nach, wie es sich anfühlt, frische, gesunde Luft zu atmen. Das ist es, was passiert, wenn ätherische Öle verwendet werden, um das Haus sauber zu halten. Sie und Ihre ganze Familie können leichter atmen und sich besser fühlen. All dies durch die Verwendung von ätherischen Ölen aus der Natur durch Aromatherapie.

Aromatherapie ist für dich. Ihr Ziel ist es, Ihrer Gesundheit und Ihrem Wohlbefinden zu dienen. Alle Werkzeuge, die Sie benötigen, sind einige hochwertige, natürliche Öle und einige Rezepte. Das Wichtigste ist zu wissen, dass man sich nicht verletzen muss, um seinen Körper und sein Zuhause frei von Keimen, Bakterien und negativer Energie zu halten.

Bauen Sie ein Einsteigerset und beginnen Sie mit ätherischen Ölen zu heilen. Sobald du es getan hast, ist es deine einzige Aufgabe, zu atmen.

Jetzt ja, ich wünsche dir das Beste für deine Ergebnisse, und denk daran, alles ist praktisch; Theorie ohne Handeln nützt dir nichts.

Eine große Umarmung, dein Freund, Jorge!

Übrigens, wenn Sie Ihre Ergebnisse nach und nach erreichen, empfehle ich Ihnen sehr, wenn Sie lernen wollen, wie

Sie Ihre persönliche und emotionale Spiritualität verbessern können, mein Buch "WIE SIE IHRE EMOTIONALE UND PERSÖNLICHE SPIRITUALITÄT ERHÖHEN" ist ein Buch, das Ihnen auf Ihrem Weg des "persönlichen, emotionalen und spirituellen Wachstums" sicherlich sehr helfen wird.

Sie können es ohne weiteres in der Amazon-Suchmaschine finden, wie: "Wie Sie Ihre emotionale und persönliche Spiritualität steigern können" oder nach meinem Namen suchen, wie: "Jorge O. Chiesa"..... Ich wünsche Ihnen noch einmal viel Erfolg bei Ihren Ergebnissen!

www.ingramcontent.com/pod-product-compliance
Lightning Source LLC
Chambersburg PA
CBHW072120280526
45788CB00006B/2565